AF384266

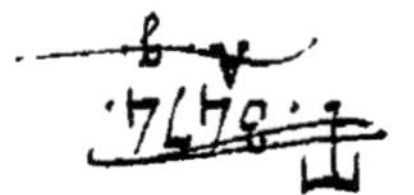

RELATION
ES OPÉRATIONS
ET
DES EXPÉRIENCES
FAITES A COLMAR
PAR LE CÉLÈBRE
Oculiste FORLENZE.

RELATION

DES OPÉRATIONS

ET

DES EXPÉRIENCES

FAITES A COLMAR

Par le célèbre Oculiste FORLENZE,

SUR NEUF

AVEUGLES AFFECTÉS DE CATARACTES

ET SUR DEUX

AVEUGLES DE NAISSANCE;

SUIVIE

D'OBSERVATIONS ANALYTIQUES

Sur l'éducation, les progrès de l'organe de la Vue, et le développement de ses facultés en rapport avec la lumière.

PAR DE C.....Y,

Membre de la Société Philologique et de l'Académie des sciences et arts du Nord.

COLMAR,

CHEZ J. H. DECKER, IMPRIMEUR DU ROI.

———

1817.

RELATION

DES OPÉRATIONS

ET

DES EXPÉRIENCES

FAITES A COLMAR

PAR LE CÉLÈBRE

OCULISTE FORLENZE,

SUR NEUF

AVEUGLES AFFECTÉS DE CATARACTES

ET SUR DEUX

AVEUGLES DE NAISSANCE.

———— • ————

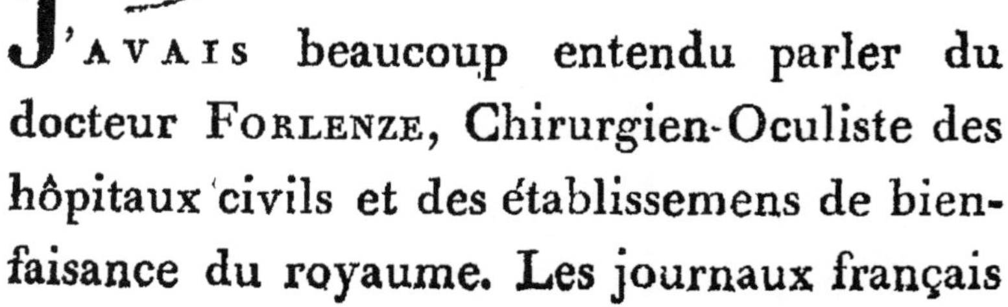

J'AVAIS beaucoup entendu parler du docteur FORLENZE, Chirurgien-Oculiste des hôpitaux civils et des établissemens de bienfaisance du royaume. Les journaux français et étrangers ont souvent annoncé des opérations et des cures extraordinaires faites par cet homme célèbre. Son portrait gravé par Gautier, d'après celui de Vallin, exposé il y a dix ans au salon, avait plusieurs fois frappé mes regards chez les marchands d'Estampes de la capitale; enfin, je connaissais le chant de notre Pindare, dans lequel Lebrun a célébré la main bienfaisante qui lui rendit la clarté des cieux; voici la première strophe de son ode:

« O lyre, ne sois pas ingrate !
« Qu'un doux nom dans nos vers éclate
« Brillant comme l'astre des cieux !
« Je revois sa clarté première;
« Chante l'Art qui rend la lumière,
« FORLENZE a dévoilé mes yeux. »

Une réputation si brillante, fondée sur des succès utiles à l'humanité, et que tout le monde s'accordait à dire justement acquise; combien de motifs pour justifier le plaisir que j'éprouvai en apprenant l'arrivée prochaine du docteur FORLENZE à Colmar. L'avis par lequel M. le Préfet du Haut-

Rhin annonçait à ses administrés que ce savant Oculiste, d'après l'ordre de S. Ex. le Ministre de l'intérieur, se rendrait à Colmar le 5 septembre, pour apporter aux indigens les secours de son art, fut pour moi une nouvelle aussi agréable, s'il est possible, que pour ceux qui attendaient de lui la lumière. J'avais jusqu'alors regardé comme inconcevable l'opération de la cataracte, du moins sur les aveugles de naissance, et malgré tant de témoignages authentiques qui attestent les nombreux succès du docteur FORLENZE, j'avais besoin pour y croire de celui de mes yeux.

Sur l'invitation de M. le Préfet, l'Administration de l'hospice fit préparer un local convenable pour y recevoir les indigens affectés de maladies des yeux, susceptibles d'être opérés. Au nombre de ceux qui se présentèrent, onze seulement furent admis à l'hospice, les autres ayant été jugés par M. FORLENZE atteints de cécité absolue et sans ressource.

Les onze aveugles, parmi lesquels se

trouvaient deux aveugles-nés dont l'état a été constaté d'avance, après avoir subi, avant l'opération, un traitement médical préparatoire, furent réunis dans une même salle, le 10 septembre, jour fixé peur ces intéressantes opérations.

Voici la liste de ces malades et l'ordre dans lequel ils ont été opérés successivement :

1.º *Jean Wetter*, âgé de 73 ans, natif de Colmar ; atteint de cataractes à l'œil gauche depuis sept ans, à l'œil droit depuis trois. Opéré des deux yeux.

2.º *Odile André*, femme d'Augustin Florence, cultivateur à la Baroche (Haut-Rhin), âgée de 38 ans ; affectée de cataractes, à l'œil gauche depuis neuf ans, à l'œil droit depuis quatre. Opérée des deux yeux.

3 ' *Martin Bürglin*, natif de Guebwiller, (Haut-Rhin), âgé de 32 ans, *aveugle de naissance*. Opéré des deux yeux.

4.º *Joseph Wetter*, natif de Kaiserberg, (Haut-Rhin), âgé de 21 ans, *aveugle de naissance*. L'œil gauche perdu sans ressource, par suite de la petite vérole à l'âge de six mois. Opéré de l'œil droit.

5.º *Joseph Sibourg*, âgé de 50 ans, natif de Neuf-Brisach, (Haut-Rhin); l'œil gauche cataracté, l'œil droit affecté d'*Amaurose* commençante. Le malade a déclaré éprouver une amélioration sensible dans la vue de cet œil, depuis le traitement médical. Opéré de l'œil gauche.

6.º *Catherine Murbach*, âgée de 60 ans, femme de George Haas, cordonnier à Munster, (Haut - Rhin); l'œil droit frappé de goute sereine à la suite de l'opération de la cataracte, par dépression, qu'elle a subie il y a quinze mois. L'œil gauche cataracté depuis quatre ans. Opérée de l'œil gauche.

7.º *Jean Hellich*, âgé de 66 ans, natif de Stotsswihr, (Haut-Rhin); les deux yeux atteints de cataractes; le gauche depuis sept ans, le droit depuis deux ans, avec complication de goute sereine dans celui-ci, et d'un épiphore habituel, par suite de l'engorgement du sac lacrymal. L'opération n'offrant aucun espoir de succès à l'œil droit, elle a été opérée de l'œil gauche.

8.º *Anne-Marie Jœglé,* âgée de 62 ans, femme de Jacques Sorg, boulanger à Munster, (Haut-Rhin); l'œil droit perdu sans ressource par la goute sereine, à la suite de l'opération de la cataracte par dépression faite il y a plus d'un an. L'œil gauche cataracté depuis neuf ans. Opérée de l'œil gauche.

9.º *Joseph Sigstein,* âgé de 60 ans, natif de Wasserbourg, (Haut-Rhin). Cataractes aux deux yeux; à l'œil droit depuis sept ans, à l'œil gauche depuis cinq ans. Opéré des deux yeux.

10.º *Pierre-Jérémie Bonance,* âgé de 63 ans, imprimeur d'indienne, demeurant à Illzach, (Haut-Rhin.) L'œil gauche affecté de cataracte depuis trois ans. Il se forme aussi une cataracte à l'œil droit. Opéré de l'œil gauche, le 18 septembre.

11.º *Jacques Bluem,* âgé de 43 ans, natif de Guebwiller, (Haut-Rhin.) Aveugle depuis 13 ans, à la suite d'une ophtalmie violente causée par la vapeur de la chaux vive. L'œil droit perdu sans ressource. L'œil gauche adhérent aux paupières fermées et réunies entr'elles. Le malade distinguant faiblement la lumière des ténèbres, il y avait espoir que la cornée transparente n'aurait pas perdu toute sa lucidité, et qu'il serait possible de lui restituer en partie la vision. Opéré de l'œil gauche.

Nous nous bornerons à dire une fois pour toutes, que les opérations du 10 septembre, comme celles de levée d'appareil et d'éducation des yeux sur les aveugles-nés, ont eu lieu devant une nombreuse compagnie, dans laquelle on remarquait: M. le Comte de Castéja, Préfet du Haut-Rhin; M. le Conseiller d'État de Serre, Premier-Président de la Cour royale de Colmar; M. le Maréchal-de-camp baron de Mallet, commandant le département; plusieurs fonctionnaires publics et MM. les Administrateurs, les Médecins et Chirurgiens de l'hospice.

J'avais cru jusqu'à ce moment, ainsi que la plupart de ceux qui n'ont point fait une étude des maladies de l'œil, qu'on entendait par cataracte une espèce de voile formé insensiblement sur la partie extérieure de cet organe, nommée par les gens de l'art *cornée transparente.* Je pensais, et beaucoup de personnes pensent encore, que le talent de l'opérateur consistait à enlever avec dextérité ce voile épais, mais fragile, qui interceptait la lumière. Ce n'est point ainsi qu'est faite la cataracte: il existe dans l'œil une espèce de lentille transparente, convexe dans sa partie postérieure, et plate du côté extéieur, placée derrière l'iris et en face de la pupille, qui, sans être l'organe de la vue, ajoute à sa force et à son extension, comme un verre de plus augmente la portée d'une lorgnette; (1) c'est cette partie de l'œil, appelée *cristallin,* qu'on désigne elle-même avec sa capsule sous le nom de cataracte, lorsqu'une concrétion d'humeurs la détériore et l'obscurcit. De-

―――――――――――

(1) M. Forlenze en a donné une preuve évidente dans les expériences qui ont eu lieu quinze jours après l'opération: les aveugles opérés de la cataracte y voyaient bien, mais leur vue ne s'étendait qu'à une courte distance, tandis qu'avec des lunettes du N.° 36, ils voyaient aussi loin qu'avant d'être affectés de la cataracte.

venu opaque, le cristallin intercepte la vision; et l'opération, dite de la cataracte, consiste à le déplacer du point où il s'oppose à la réflexion de la lumière, soit par abaissement, soit par extraction.

L'opération de la cataracte par abaissement, ou pour mieux dire par *dépression*, se fait en introduisant dans l'œil un instrument en forme d'aiguille, avec lequel on se rend maître du cristallin épaissi, que l'opérateur abaisse et enfonce dans la partie postérieure du globe, où réside la liqueur transparente, appelée en termes de l'art *humeur vitrée*. Mais cette manière d'opérer présente de graves inconvéniens : (1) outre qu'elle peut produire la paralysie, souvent quand l'humeur vitrée dont je viens de parler, ne forme pas assez d'adhérence avec le cristallin abaissé pour le contenir dans l'espace où l'opération l'avait conduit, il remonte insensiblement vers sa place primitive , et vient de nouveau intercepter en

____

(1) Voyez en l'exemple dans la nomenclature des opérés, sous les numéros 6 et 8.

partie ou en totalité, les rayons lumi-
neux.

*L'opération de la cataracte par extrac-
tion* est la plus difficile et pourtant la
seule qu'adopte le docteur FORLENZE, comme étant la plus sûre. Voici la manière
dont s'exprime la Faculté de médecine de
Strasbourg, dans son rapport, sur le procédé de M. FORLENZE: « La grande mobilité
et l'enfoncement du globe, l'étroitesse de la
cornée et de la pupille, l'adhérence complète
de l'iris à la cornée, sont des difficultés
facilement vaincues par la dextérité et la
sûreté de ses mains. A cet effet, il sait
varier à propos la longueur et la largeur
de la lame de ses bistouris pour les adapter
mieux aux divers états des yeux. On ne
voit pas sans étonnement traverser une cornée presqu'entièrement cachée dans le grand
angle, sans blesser les parties voisines. C'est
ce qui prouve une grande habitude d'esti-
mer les diverses dimensions du globe à la
seule inspection, et d'y proportionner une
longueur de la lame suffisante pour n'inté-

resser que les parties qui doivent être coupées, lors même qu'elles sont voilées par les paupières. "

C'est après cette section de la cornée faite avec la lame d'un bistouri plus ou moins long et large, qu'on opère l'extraction du cristallin et de sa capsule. Quelquefois il s'échappe de lui-même par le passage qu'on vient de lui frayer, ou à la suite d'un mouvement de pression; plus souvent l'opérateur est obligé de l'extraire avec l'instrument nommé érigne, ou avec des pinces; d'autres fois enfin, il est entraîné par de légères injections.

Le rapport que je viens de citer continue ainsi à l'égard de diverses opérations faites à Strasbourg par notre savant Oculiste : « Si l'on n'a pas extrait le cristallin gauche d'*Anne-Marie Crass*, C'est qu'il a résisté par son volume à la pression exercée pour le faire sortir, et qu'au lieu de céder aux tractions faites avec l'érigne, il s'est caché avec sa capsule dans la partie postérieure et inférieure du globe; l'humeur vitrée est venue occuper sa place, et on a jugé qu'il y avait moins d'inconvéniens à le laisser qu'à en faire l'extraction.

Voilà dans toutes ces opérations (celles pratiquées à Strasbourg par le docteur For-LENZE) le seul exemple de dépression, et encore a-t-elle été accidentelle après l'incision de la cornée.

L'opération en un tems est un tour de force qui expose quelquefois à blesser l'iris. M. FORLENZE la pratique toujours en deux tems. Cependant *Nicolas Lidergerber*, avait l'œil si convêxe, et la capsule cristalline faisait une telle saillie au travers de la pu- pille, qu'il a cru devoir opérer en un tems; et le cristallin est sorti immédiatement après l'incision.

Nous croyons devoir faire remarquer les précautions prises par M. FORLENZE pour éviter de blesser l'iris lorsqu'il vient se présenter sous le tranchant du cératotome. Après avoir percé la cornée à sa partie supérieure et externe, il place son instru- ment traversalement; il porte le tranchant álternativement alternativement en arrière et en avant pour repoussér l'iris et faire arriver plus d'humeur aqueuse dans la chambre antérieure: il pique ensuite la cornée dans sa partie inférieure et interne, et pressant avec la pulpe de l'indicateur cette membrane du haut en bas sur la lame de son bistouri, il fait refluer en arriere l'humeur aqueuse qui éloigne l'iris, et il termine sa section sans inconvénient.

M. Forlenze se sert souvent de son indicateur, dont il place l'extrémite sous le tranchant de l'instrument, afin de faire la section de la cornée d'une manière plus sûre et plus nette; c'est principalement lorsque le globe est très-mobile et enfoncé et que la cornéé est trop dure ou flasque. Comme, en pressant pour faire pénétrer le bistouri, on tourne la cornée dans le grand angle, ce qui exposerait à blesser les parties voisines, il fixe et soutient le globe avec son ongle; il tend également la cornée, et il termine la section sans beaucoup d'efforts. On saisit facilement les

B

différens avantages de ce procédé. Comme c'est le même qu'a employé M. Forlenze pour toutes les opérations qu'il a faites à Colmar, j'ai cru devoir en offrir l'analyse, et je ne pouvais mieux le faire qu'en me servant de l'explication donnée à ce sujet par la Faculté de médecine de Strasbourg.

Revenons aux opérations du docteur Forlenze, dans la journée du 10 septembre. Il était un peu plus de midi quand elles commencèrent; on ne peut décrire l'attention, l'intérêt des spectateurs à ce moment désiré où la main habile de l'opérateur armée de l'instrument acéré, s'approcha de l'œil du premier malade. Une sorte de recueillement régnait dans l'assemblée; chacun voulait retenir les signes de son émotion, craignant de nuire à l'expérience; on osait à peine respirer...... Tout-à-coup, une voix s'écrie: *Je vois le jour!* et le premier malade a recouvré la lumière.

Dans moins d'une heure 35 minutes les dix aveugles ont été opérés avec un égal succès; (1) ce qui porte à quinze le nombre des opérations faites dans ce court espace de tems. C'est peut-être le cas de remarquer ici la différence de cette étonnante rapidité d'exécution, comparée avec une réflexion de la Faculté de médecine de Strasbourg, ainsi conçue : « Nous pensons qu'on aurait tort de reprocher à M. le docteur FORLENZE la longueur du temps qu'il a mis à terminer ses opérations. Les difficultés qu'elles présentaient n'ont point rebuté l'opérateur, à qui une longue expérience fait préférer la sûreté à la prestesse. »

Il est possible que les difficultés dont on veut parler, aient en effet exigé cette lenteur, qui seule pouvait assurer l'heureux résultat des opérations ; mais alors pour quoi cette figure de réthorique : *On aurait tort de lui reprocher,* quand le reproche existe sous une forme qui le rend même plus piquant? D'ailleurs ces derniers mots: *une longue expérience lui fait préférer*

---

(1) Nous avons dit que le Sr Bonance avait été opéré le 18 septembre.

la sûreté à la prestesse, offrent une généralité désobligeante, en ce qu'ils semblent caractériser le talent de M. FORLENZE. Cet Oculiste pourrait préférer la sûreté à la prestesse, s'il ne savait pas les allier ensemble; et les opérations faites par lui sous nos yeux, en présence de principaux habitans de notre ville, opérations qui toutes ont réussi, quoique faites avec une promptitude égale à la dextérité de l'opérateur, démentent formellement cette assertion.

Je n'ajouterai rien sur les huit aveugles opérés de la cataracte accidentelle dans la journée du 10 septembre, non plus que sur le 9.ᵉ soumis à l'opération le 18 du même mois. Tous ces individus jouissent du bienfait de la lumière, leur traitement est terminé; ils sont guéris. Quelqu'intérêt que présentent les observations faites sur ces malades, elles sont loin d'inspirer celui qu'ont éprouvé les amis de l'humanité et de la science, en assistant à l'opération des aveugles-nés; en suivant le développement des facultés de la vue, qui s'étendaient par dégrès en proportion de l'exercice de l'organe. Il faudrait une plume plus éloquente que la mienne pour décrire la marche lentente et laborieuse de l'éducation des yeux inaccoutmés au jour; les sensations nouvelles qu'ont éprouvé les aveugles de naissance, en jouissant graduellement des effets de la lumière; en recevant l'impression des couleurs, des formes, des distances , du mouvement. La tâche est au-dessus de mes forces, et je suis loin de prétendre à la remplir. Je me bornerai donc à raconter simplement ce que j'ai vu, ce que j'ai entendu. Narrateur plus fidèle qu'exercé, je n'ai pas la prétention de bien dire, mais de dire la vérité; et peut-être que, l'intérêt du sujet prêtant à mon style les charmes dont il est dépourvu, j'aurai le bonheur de toucher et de plaire par la simplicité même de ma narration.

On a vu dans l'ordre successif des opérations, que Martin Bürglin, âgé de 32 ans, l'un des deux aveugles de naissance, a dû être opéré le premier. Cet homme parait fort et vigoureux; il est d'un tempéramment sanguin, d'un caractère gai. Quoiqu'aveugle, il remplissait dans l'église de son village les fonctions de sacristain ; tout porte à croire qu'il s'en acquittait aussi bien que le permettait son état, puisque le digne pasteur de cette paroisse a promis de lui conserver cet emploi, quel que fut le résultat de l'opération.

Bürglin a été opéré des deux yeux en moins de six minutes, sans donner aucun signe de douleur. C'est lui qui s'est écrié, immédiatement après l'opération, comme le rapportent les journaux de la capitale : (1) *J'y vois trois fois clair !* Qu'on juge, à ce cri, de l'émotion des spectateurs. N'osant exprimer son enthousiasme pour M. Forlenze, de peur de le troubler dans ses importans travaux, chacun le manifestait par un soupir étouffé ou une larme d'attendrissement, et payait ainsi en silence, à ce bienfaiteur de l'humanité, un juste tribut d'admiration.

----

(1) Le Journal du Commerce du 26 septembre, les Annales politiques et littéraires du 27 même mois, etc., etc,

Le second aveugle de naissance, opéré peu d'instans après, se nomme, je l'ai déjà dit, Joseph Wetter; il est âgé de 21 ans. Celui - ci ayant l'œil gauche dans à un état de cécité incurable, par suite d'une petite vérole confluente, à l'âge de six mois, il n'a pu être opéré que de l'œil droit. Le caractère et le tempéramment de Wetter sont absolument différens de ceux de Bürglin, qui est robuste et jovial : Wetter, au contraire, offre, dans un corps maigre et débile, un esprit triste et abattu. On est même surpris que, privé de toute énergie, il ait montré tant de confiance dans la réputation et le savoir du docteur FORLENZE : Wetter, né d'une famille pauvre, était réduit dès sa plus tendre enfance à vivre des secours de la charité; un petit garçon le conduisait de village en village, implorant pour lui la pitié des hommes. Quand Wetter se rendit à Colmar, dans l'espoir d'y recevoir des mains du célèbre Oculiste le bienfait de la vue; arrivé à la porte de l'hospice, il voulut congédier son guide qui insistait pour attendre l'issue de l'opération. *Va-t-en, mon ami*, lui dit Wetter, *le docteur* FORLENZE *est ici, je n'ai plus besoin de toi.* La confiance de cet infortuné n'a pas été trompée, et l'opération, malgré les difficultés qu'elle présentait par l'extrême mobilité de l'œil, a eu tout le succès qu'on en pouvait espérer.

On conçoit aisément, d'après les explications données sur les deux aveugles de naissance Bürglin et Wetter, que ces individus ayant toujours vécu dans la misère, ils ont dû être privés de tous les secours de l'éducation. Aussi quelle différence de leurs réponses et des observations qu'elles ont permis de faire, avec celles qui ont suivi l'opération faite par M. FORLENZE à l'hospice des vieillards à Paris, sur le jeune *Louis Garin*, aveugle-né, et relatées au n.º 9 du *Courrier des Adolescens*, année 1797. Garin, élevé à l'Institution des aveugles, où une éducation soignée avait développé les dons heureux que lui fit la nature, répondit avec beaucoup de sagacité et de présence d'esprit aux questions qui lui furent adressées. Une foule de savans français et étrangers assistèrent à l'opération et prirent part à des expériences qui tendaient à avancer les connaissances physiologiques. Garat, Lebreton, de Tracy, Hallé, Commissaires de l'Institut; Thouret, Sue, Charles, Haüy, Mascharoni, Fabroni et le savant hollan-Van-Swinden, firent, dans cette circonstance des observations du plus haut intérêt, auxquelles donnèrent lieu les réponses ingénieuses et précises du jeune Garin.

Mais si les individus qui ont été l'objet des expériences que je vais décrire, laissent voir à chaque instant dans leurs réponses l'absence de toute éducation, on y reconnaîtra aussi l'expression franche de la nature, grossière, mais vraie; et puis on sait que l'enveloppe la plus épaisse cache dans l'homme une ame plus ou moins sensible, plus ou moins susceptible aux impressions, et qui se manifeste toujours par quelques signes extérieurs. C'est donc de la nature, prise sur le fait, que je vais essayer de reproduire le langage, aux nouvelles sensations dont elle a été frappée.

J'ajouterai une remarque non moins importante, d'après les explications données par le docteur FORLENZE, et appuyées d'épreuves faites avant l'opération, qui fera connaître pourquoi les aveugles de naissance peuvent distinguer les couleurs. Tout aveugle-né, l'est ordinairement par l'effet de la cataracte qui lui intercepte les rayons de la lumière, sans l'en priver absolument ; car l'individu qui ne distinguerait pas la présence de l'absence de la lumière, serait réduit à une cécité complète et par conséquent sans espoir de guérison. Il s'en suit que les aveugles de naissance, susceptibles de subir l'opération avec succès, apperçoivent la clarté, même l'ombre des corps, et qu'ils peuvent faire la différence de la lumière naturelle avec la lumière artificielle. Comme il est également reconnu que l'épaississement du cristallin ne se forme et ne s'accroît que graduellement, en même tems que les humeurs et les organes de l'individu acquèrent insensiblement plus de consistance, (1) on peut en conclure que, dans l'enfance, par exemple depuis l'âge de deux à huit ans, l'aveugle-né distingue plus facilement l'éclat du jour de l'obscurité, que lorsqu'il est parvenu à l'âge de vingt ans.

L'expérience ayant constaté ces observations, on concevra sans peine qu'il ait pu recevoir, par l'opposition de l'ombre et de la lumière, une idée assez juste du noir et du blanc. Puisque l'aveugle de naissance a aussi observé la différence d'une clarté faible, telle que la lumière d'une chandelle, avec la clarté plus vive du soleil, ce ton de couleur éclatant, comparé naturellement à la couleur des fruits, par exemple, des cerises, des groseilles etc., qu'on a

---

(1) Chez les individus du premier âge, le cristallin est semblable à du petit-lait; dans un âge plus avancé, le cristallin acquiert l'épaisseur du lait, un peu plus ou un peu moins, et la capsule qui le contient devient consécutivement opaque, ce qui forme une double cataracte, qu'il faut extraire dans l'opération.

dû souvent rapprocher de ses yeux pour les essayer, en désignant leur couleur, n'a pas plus échappé à sa faible vue qu'à sa mémoire qui a reçu l'impression et retenu le nom de la couleur rouge. Il en est de même pour la couleur verte que, dans les innocens plaisirs de l'enfance, il a eu tant de fois l'occasion d'appercevoir et d'entendre nommer, en jouant sur le gazon avec des feuillages et des fleurs.... des fleurs ! J'irais peut-être trop loin, si j'osais dire quelles notions il a pu acquérir par elles des couleurs, en se livrant à l'avide curiosité du jeune âge; mais j'en ai dit assez, en démontrant, comme me l'ont prouvé de nombreuses expériences, quelles couleurs l'aveugle-né peut connaître avant l'opération : le blanc, le noir, le rouge, le verd ne lui sont point étrangers ; il ne peut se faire une idée des autres couleurs et de leurs nuances, mais quand on aura désillé ses yeux, il appèlera d'abord le bleu verd foncé, l'orangé, rouge pâle, etc. ; et pour peu qu'on lui suppose d'intelligence, il ne tardera pas à les distinguer par leurs noms véritables.

L'aveugle de naissance après l'opération est comme l'enfant nouveau-né qui a les yeux ouverts : il voit le jour et ne distingue rien, ou presque rien, encore les yeux de l'enfant sont-ils moins sensibles à la vive lumière. Il est vrai que l'être raisonnable est déjà instruit par le toucher, l'ouïe et l'odorat ; mais comme il n'existe pas d'association entre la vue et les autres sens, ce n'est qu'en formant cette liaison qu'ils concourent à l'éducation et au perfectionnement de la vue.

Les expériences dont je vais rendre compte, faites par le docteur FORLENZE sur les deux aveugles-nés Bürglin et Wetter, prouvent avec quelle lenteur et quelles difficultés on parvient à établir, dans l'esprit du malade, des rapports médiats entre les apparences visibles et les perceptions tactiles, difficultés qui se reproduisent relativement à la liaison de l'objet visible avec un son ou une odeur. Dans les procédés employés par notre savant Oculiste, nous avons remarqué, indépendamment des soins touchans et d'une patience rare, mais nécessaire, qui honorent le cœur de l'estimable Forlenze, qu'il avait dû s'appliquer assiduement à l'étude longue et compliquée des moyens propres à développer sûrement et promptement les facultés inertes de la vue. Pour s'en convaincre, il suffira d'apprécier les gradations qu'il a observées, la nature et la variété des objets qu'il a mis en usage dans ses expériences, avec des précautions que peuvent seules suggérer l'intérêt de la science et l'amour de l'humanité.

Témoin attentif de ces expériences, qui nous servaient de point de comparaison, nous n'avons pas lu sans surprise, à la suite du rapport de la Faculté de médecine de Strasbourg, cité précédemment, quelques pages ayant pour titre : *Observations faites sur un jeune homme opéré d'une cataracte de naissance.* A la lecture de ce morceau, contenant le détail d'une longue série d'expériences instituées sur le nommé David Baumann, âgé de seize ans, aveu-

gle-né, opéré des deux yeux par M. For-
LENZE, il est facile de reconnaître que ce
Docteur n'a pas dirigé les expériences dont
on y fait mention. Nous ne parlerons point
du style de cet ouvrage, qui est généralement correct, même élégant, et semé de
réflexions judicieuses; (1) mais nous ne pou-
vons nous abstenir de relever les erreurs
sans nombre que le défaut d'expérience a fait
commettre, dans le cours ou dans le récit
des expériences dont Bauman a été l'objet.
Chacun sait qu'il ne suffit pas d'avoir ac-
quis par l'étude la connaissance d'un art
quelconque, il faut que la pratique soit
jointe à la théorie. Les opérations sur l'organe de la vue, le plus fragile et l'un des
plus précieux de tous, demandent particu-
lièrement une habitude née de l'expérience
et une aptitude consacrée en quelque sorte
par la justesse du coup d'œil et la dexté-

---

(1) Celles qui ont rapport à la méthaphysique sont pour la
plupart puisées dans une brochure intitulée Notice sur le développement de la lumière et des sensations, à la suite de l'opération de la cataracte faite sur le jeune Garin, en l'an 7, par M.
FORLENZE. C'est lui qui a communiqué cet ouvrage au rédacteur.

rité de la main. Ce n'est pas tout, l'oculiste qui se distinguera par ces qualités es-
sentielles, rencontrera des difficultés insur-
montables dans l'éducation de la vue, s'il
opère pour la première fois un aveugle de
naissance. Le plus habile physiologiste, que
l'on suppose également initié aux mystères
de la métaphysique, essayera aussi vainement dans la même position de vaincre
les mêmes obstacles par l'application de
toutes ses théories. Il n'appartient qu'à
l'homme habile par l'étude, exercé par la
la pratique, de comparer, de prévoir et
d'opérer avec succès. Recueillant le fruit
de ses longs travaux, de ses nombreux
essais, de ses expériences multipliées, l'oculiste observateur, après avoir déchiré le
voile que la nature avait laissé par mé-
garde se former entre ses plus beaux ouvrages, est récompensé à son tour par la
nature qui lui dévoile ou lui permet de
surprendre ses secrèts. Avec ce guide fidèle
et son expérience, il ne craint plus de s'éga-
rer ; il sait ce que l'aveugle-né, dont les yeux
sont ouverts à la lumière, peut, selon ses facultés

cultés intellectuelles et son éducation, avoir
d'idées sur la forme des corps, les couleurs et les distances ; il sait quels moyens
employer pour mettre en harmonie ces
idées et la perception naissante du malade,
sans que les unes nuisent à l'autre, mais
s'aident au contraire mutuellement par la
combinaison et l'établissement de leurs
rapports. Tel est le véritable, le seul bon
oculiste ; tel est le docteur FORLENZE.

Le rédacteur de ces *observations* avoue
lui-même son noviciat dans l'emploi des
moyens convenables pour solliciter le développement des facultés de la vue, lorsqu'après avoir posé en principe que *le toucher* concourt au perfectionnement de la
vue, il se demande : *Que ferait-elle donc
sans lui, et de quoi est-elle capable aban-
donnée à elle-même ?* Question que l'expérience de M. FORLENZE a depuis long-
tems résolue, sans quoi, imitant les malades confiés à son talent, il serait obligé
d'aller à tâtons dans la recherche des secours
qui doivent assister la vue dans son déve-

loppement ; comme il **a été** pratiqué à Strasbourg, quand on a voulu, sans la participation de FORLENZE, faire sur l'éducation des yeux de l'aveugle-né, des expériences que l'expérience ne dirigeait pas. Aussi le rédacteur des *observations*, ayant posé la question rapportée plus haut, parait-il en convenir lorsqu'il ajoute : *La seule réponse à cette question, c'est de donner une théorie de la vision pure, et toute théorie légitime doit sortir des faits. Il faut donc amasser des faits : nous n'avons pas voulu faire autre chose.* Il aurait mieux valu sans doute, pour l'intérêt du malade, se servir de l'expérience résultant des faits amassés par un autre, que de compromettre sa vue fragile, en recherchant une théorie dans des faits nouveaux ; mais il devait en être autrement.

Nous n'entrerons pas dans le détail des épreuves multipliées qu'on a fait subir au jeune *Baumann ;* ce serait fatiguer l'esprit du lecteur, comme on a fatigué les yeux de ce pauvre malade. Il suffira d'ob-

server que le hasard, au défaut de connaissances acquises sous ce rapport, a plus d'une
fois servi le professeur dans la prétendue éducation de la vue; c'est ce qu'on lit page
29 des observations : *Ici nous découvrîmes,
par hasard, ce qui devait être l'objet
d'expériences ultérieures ; c'est qu'il n'avait
(l'aveugle opéré) aucune notion des distances visibles.* Voilà une belle découverte!
M. FORLENZE sait cela depuis trente ans,
et il s'en est convaincu cent fois. Que di-
rait - on d'un astronome qui, nouveau Ga-
lilée, s'aviserait de nous dire aujourd'hui:
*le hasard vient de me découvrir que la
terre tourne ?* L'éclat de cette vérité, du
moins, ne blesserait les yeux de personne.
Pour en finir sur ces *observations*, nous
remarquerons, en dernière analyse, combien les précautions les plus simples paraissent avoir été négligées dans les expériences qui y sont décrites; puisqu'après
la cinquième séance, on plaçait encore à
six pouces de l'œil du malade, la plupart
des objets qu'on voulait lui faire distin-

guer. Comment, après cela, concevoir l'idée d'un résultat heureux pour la vue et avantageux pour la science? comment justifier l'ordre et la progression des expériences instituées sur l'aveugle de naissance, quand il est clair qu'on n'a pas même eu la pensée de ménager d'utiles gradations?

Mais il faut s'arrêter; il faut opposer à l'application d'une fausse théorie, l'exposé des expériences qui ont été faites sous nos yeux sur Bürglin et Wetter. J'entre en matière.

PREMIÈRE SÉANCE.

Expériences sur les couleurs et sur la vision double et simple.

La première levée d'appareil a eu lieu le 16 septembre, six jours, par conséquent, après l'opération. Les croisées de l'appartement dans lequel devaient avoir lieu les expériences, étaient entièrement cachées par un rideau épais. Nous nous trouvions ainsi dans la plus profonde obscurité. Dès que M.

Forlenze eut découvert les yeux du malade, sa première question fut celle-ci : *Voyez-vous quelque chose?* Bürglin répondit avec une émotion bien naturelle : *Je ne vois rien.* Un sentiment pénible, affecta dans ce moment tous les cœurs, par l'idée que le malade pouvait se croire pour jamais privé de la vue. Mais bientôt M. Forlenze fit lever un coin du rideau ; la même question fut répétée, et Bürglin, frappé par la faible clarté répandue dans la salle, dit cette fois d'un air satisfait : *J'y vois un peu.* Tandis que l'aveugle-né rendu au jour avait le dos tourné du côté d'où venait la lumière, elle fut augmentée insensiblement, de manière à laisser découvrir suffisamment toutes les personnes composant l'assemblée, sans qu'une clarté trop vive put fatiguer la vue du malade. Alors il s'établit entre M. Forlenze et lui, le dialogue suivant :

Demande. Y voyez-vous encore?

Réponse. Oui. J'y vois davantage.

D. Que voyez-vous?

[38]

R. Une lumière douce, qui me fait bien plaisir.

(En disant ces mots, le visage de Bürglin exprimait une vive satisfaction.)

D. Regardez avec attention , et ditesmoi si vous distinguez quelque chose autour de vous ?

R. Je ne distingue rien ; cependant j'apperçois comme des ombres de tous côtés.

(C'étaient les vêtemens de différentes couleurs des personnes de l'assemblée rangées en cercle autour du malade)

Alors le docteur FORLENZE présentant, à environ un pied de distance de ses yeux, une grande feuille de carton ;

D Voyez vous quelque chose maintenant?

R. Je vois du blanc.

Ayant appliqué une large bande de papier noir sur la feuille de carton, le docteur continue :

D. Vous ne voyez que du blanc, n'estce pas ?

R. A présent il y a du noir et du blanc.

D. Et qu'est-ce que le blanc et le noir?

R. Le blanc, c'est comme la clarté; le noir, c'est comme l'ombre.

D. Combien voyez-vous d'ombres ou de noirs sur ce blanc?

R. Je ne vois qu'un noir.

M FORLENZE ajouta une seconde bande noire à la première, en les séparant d'environ six pouces.

D. Voyez-vous toujours un noir sur le blanc?

R. J'en vois deux.

On ôta et l'on remit alternativement la seconde bande noire, et la réponse du malade fut toujours exacte.

Cette expérience résout une question importante sur la vision double ou simple; elle prouve victorieusement contre les systêmes de Lecat, de Buffon, de Condillac, etc.; où l'on prétend que l'individu jette d'abord un œil d'un côté et l'autre d'un autre côté, et que ce n'est qu'après avoir exercé sa vue, qu'il sent le besoin et reconnait l'avantage de diriger les yeux parallèment sur les mêmes objets. Assurer que les enfans y voyent double , parce que l'image des objets se peint sur chaçun de leurs yeux, c'est une hypothèse que détruisent les faits , en jugeant par similitude; et certes, notre opinion, fondée sur des expériences réitérées, est préférable à celle qui ne repose que sur des conjectures.

Jamais, peut-être, une occasion plus favorables de vérifier ces systêmes hasardés, ne s'était présentée : deux aveugles de naissance opérés en même tems, l'un des deux yeux, l'autre seulement d'un œil, offraient dans les moyens de comparaison, celui de faire même la contre-épreuve des expériences. Toutes ont justifié la première, et ont démontré évidemment cette vérité désormais inattaquable : *L'être qui, pour la première fois, distingue les objets avec les deux yeux, ne voit pas ces objets doubles.*

Le docteur Forlenze substitua ensuite

aux deux bandes noires appliquées sur la feuille de carton, une bande de papier rouge, et présentant insidieusement la question à Bürglin, pour s'assurer de l'exactitude de ses réponses, il dit:

D. Voyez-vous toujours deux noirs ou un seul?

R. Il n'y a plus de noir.

D. Que voyez-vous donc?

R. Un rouge.

D. Comment savez-vous que cela est rouge?

R. Je le reconnais pour en avoir vu en le mettant tout près de mes yeux, plusieurs fois, avant l'opération; mais je n'en ai jamais vu de si beau.

D. Fort bien. Quelle autre couleur avez vous appris à connaître de cette manière?

R. Je ne connais que celles que vous venez de me montrer, et puis le verd. Mais je sais le nom du bleu, du jaune, du violet, et d'autres couleurs, sans les avoir jamais vues.

D. Vous ne vous faites aucune idée de ces autres couleurs?

R. Non.

D. Vous croyez donc reconnaître le verd?

R. Oui.

Ici le docteur met une bande jaune à la place du rouge.

D. Quelle est cette couleur?

R. Je ne la connais point. Je ne crois pas que ce soit du verd.

On pose une feuille verte à quelque distance de la jaune.

D. Et celle-ci?

R. Voilà du verd.

D. Celle que vous n'avez pas reconnue est la couleur jaune.

R. Je m'en souviendrai.

M. le docteur FORLENZE présente ensuite à Bürglin une feuille de papier bleu.

D. Quelle est cette couleur ?

R. C'est du verd sombre.

[43]

D. Cela s'appèle du bleu.

R. Je l'avais dans l'idée.

D. Et celle-ci? (En lui présentant du papier orange.)

R. C'est du rouge clair.

D. Vous vous trompez; c'est la couleur orange.

Là ont été à-peu-près terminées les expériences, proprement dites sur les couleurs; et comme tous les corps sont colorés, elles ont servi d'acheminement aux expériences sur la position respective des corps, dans la perception des distances visibles.

Wetter, opéré d'un œil seulement, ayant fait presque les mêmes réponses à de semblables questions, ce serait se répéter que de les reproduire; elles offrent d'ailleurs un degré d'intérêt moindre, puisque son camarade d'infortune voit des deux yeux.

M. Forlenze jugeant que la vue des malades pourrait se fatiguer, n'a pas cru devoir cette fois prolonger les expériences.

DEUXIÈME SÉANCE.

Expériences sur la situation, les distances respectives des corps, et l'association entre la vue et le toucher.

On a vu les opérés, dans la séance précédente, distinguer et nommer les couleurs, dont ils avaient aquis une idée juste avant l'opération, ce dont s'était assuré le docteur FORLENZE par diverses épreuves ; on les verra graduellement lier avec le secours de la mémoire, les noms et la perception des autres couleurs, même des couleurs composées. Mais ce développement des facultés visuelles est lent quoique sensible : il exige des précautions qui changent de nature en proportion de la variété des expériences, et sans lesquelles l'oculiste perdrait infailliblement le fruit de ses premiers soins.

. M. FORLENZE, ayant découvert l'œil gauche de Wetter, il le conduisit par la main devant le cercle des spectateurs, et nous entendîmes le colloque suivant :

DEMANDE. *Distinguez-vous quelque chose ?*

RÉPONSE. Je vois plusieurs couleurs.

D. Marchez avec moi ; regardez attentivement, et indiquez avec la main, en me les nommant, les couleurs que vous appercevrez.

(Wetter indique du doigt la couleur des vêtemens de plusieurs personnes de l'assemblée.)

D. Pouvez-vous dire ce que sont les choses que vous voyez ?

Il est bon de faire observer que le mot *chose* ou *objet,* est toujours placé pour le mot *corps,* comme plus à la portée du malade.

R. Je crois que ce sont des personnes. (Wetter jugeait ainsi parce qu'il avait entendu la voix de plusieurs personnes autour de lui.)

D. Cela est vrai. Dites-moi maintenant si vous pouvez distinguer les deux objets qui sont devant vous ?

(C'étaient M. le comte de Castéjà et Madame de Serre.)

R. Je vois là beaucoup de verd et de noir;
ici beaucoup de blanc.

D. *Regardez ce qui vous parait verd et
noir avec attention ; que croyez-vous que
ce soit ?*

R. Je l'ignore; mais c'est bien grand.

D. *Pourriez-vous le toucher avec la
main ?*

R. Oui. (Il se trompait, la distance était
de plus de trois pieds.)

D. *Dans ce cas, touchez-le.*

(Wetter allonge le bras et nè rencontre
rien.)

D. *Approchez-vous d'un pas, et voyez
à présent si vous pouvez le toucher ?*

(Le malade fait un pas en avant, il
étend la main, touche le bras de la personne
et dit en souriant:)

R. C'est un monsieur.

D. *Pourquoi croyez-vous que ce soit
un monsieur plutôt qu'une dame ?*

R. C'est qu'il est bien grand. (1) (En disant ces mots Wetter levait la main à la hauteur de la personne.)

D. *Et cette chose blanche qui est à côté, que pensez-vous que ce soit?*

R. C'est une dame.

D. *Comment pouvez-vous le savoir, vous n'en avez jamais vu ?*

R. Parce que je vois beaucoup de blanc. (Madame la Première-Présidente de Serre qui voulait bien se prêter à l'expérience, s'enveloppe d'un grand schall verd.)

D. *Croyez-vous bien Wetter que ce soit une dame ?*

R. Ce n'est plus la même chose. Je vois du verd.

D. *Ne voyez-vous rien au-dessus?*

R. Du rouge clair. (Il regardait la figure.)

D. *Et encore au-dessus ?*

---

(1) Il est inutile de faire observer que les aveugles de naissance ont pu entendre dire plusieurs fois avant l'opération que les hommes sont généralement plus grands que les femmes.

R. Je vois du noir. (Il regardait les cheveux qui, quoique châtains lui paraissaient noirs.)

Le rang qu'assignait avec raison le malade à chaque couleur, a fourni le sujet d'une observation physiologique très-importante, dont nous allons avoir occasion de parler à la suite d'autres expériences.

D. Enfin, est-ce un homme ou une dame que vous voyez ?

R. Je crois que c'est une dame.

Wetter avait été servi par le hasard dans cette réponse.

Les expériences continuent sur Bürglin. Trois -grandes bandes transversales, la première rouge, la seconde noire, la troisième verte, disposées dans cet ordre sur un carton, de bas en haut, sont mises sous ses yeux par le docteur FORLENZE. Bürglin les indique du doigt et les nomme successivement. On renverse le carton, et quoique les deux couleurs extrêmes se trouvent dans un sens opposé, il désigne, sans se tromper

tromper, le rang qu'elles occupent, en ré-
pétant que le noir est placé au milieu.

Cette contre-épreuve et plusieurs autres
qu'il serait superflu de détailler, ont fourni
une démonstration complète de l'erreur de Lecat, Buffon, Condillac, Bonnet et de plusieurs
autres; d'après ces savans, nous voyons en
naissant les objets renversés, et ne rectifions
cette erreur de la vue, que par le secours
du toucher, qui nous accoutume insensiblement à voir les objets dans leur véritable
situation. Or, si cela était ainsi, Bürglin
et Wetter, n'ayant pu, depuis le moment
de l'opération, rectifier l'erreur de leurs
yeux, ils auraient dû commencer par voir
tous les objets renversés, et ils n'auraient
pas désigné sans hésiter le rang occupé par
chaque couleur. Nous croyons pouvoir conclure de là, que nous voyons naturellement
en naissant les objets dans leur véritable
situation (1)

---

(1) Voilà ce qui résulte de la manie de bâtir des systêmes.
On avance, au lieu de faits, les chimeres de l'imagination.
Il est évident, que ces écrivains n'ont pu avoir aucune preuve

D

Quelques épreuves ont démontré que Bürglin et Wetter n'avaient pas une juste idée des distances ; le docteur Forlenze en essaya de nouvelles sur le premier pour mieux nous en convaincre. Trois personnes se placèrent devant lui, debout, obliquement et à un pied de distance l'une de l'autre. Les questions suivantes furent adressées au malade par M. Forlenze ;

Demande. *Que voyez-vous ?*

Réponse. Du bleu, du noir, du blanc et du verd.

La première et la seconde personne avaient des habits de ces couleurs ; la troisième portait un habit gris clair, que le malade prenait pour du blanc ; mais comme il n'y avait devant lui que trois personnes, on fut surpris qu'il désignât une autre couleur. La question fut répétée ; même réponse. On s'apperçut bientôt que Bürglin voulait dé-

à l'appui de leur système sur la vision des enfans, qui sont incapables de rendre compte de leurs sensations ; comme il est positif que le docteur Forlenze, met en évidence l'absurdité de leurs vaines conjectures, par le résultat de ses expériences.

signer un rideau verd éloigné de six pieds
de la dernière personne.

*D. Les quatre couleurs que vous voyez
sont - elles loin de vous?*

R. Non.

D. Pourriez-vous les toucher?

R. Je crois qu'oui.

D. Touchez d'abord la couleur bleue.
Le malade touche en effet l'habit de la
personne qui se trouve le plus près de lui.

D. Qu'avez - vous senti?

R. C'est un monsieur.

D. Pouvez - vous aussi toucher le noir?

R. Certainement.

D. Touchez.
(Il y porte la main inutilement.)

*D. Vous voyez votre erreur; et le blanc
vous semble - t -il plus près?*

R. Oui, aussi près.

D. Essayez de le toucher.
(Il l'essaye vainement.) Le malade s'étant
également trompé sur les autres couleurs,

d 2

il fut prouvé que tout les objets à la portée de sa vue lui apparaissaient sur le même plan. Pour accorder ce sens avec celui du tact, le docteur Forlenze conduisit Bürglin d'une personne à l'autre, et de là jusqu'au rideau qu'on lui fit toucher successivement.

Il résulte en outre des observations faites durant cette séance, que l'aveugle de naissance dont les yeux ont ordinairement tant de mobilité avant l'opération, les a presque fixes quand il est opéré, du moins jusqu'à ce qu'il ait appris à voir. En effet, la vue se porte toujours directement devant lui, et lorsqu'il doit regarder à droite ou à gauche, ce n'est pas l'œil qu'il tourne, mais la tête, qui suit par ses mouvemens les objets présentés à la vue du malade. Par exemple Wetter, opéré de l'œil droit seulement et privé de l'autre pour jamais, était obligé, à cause de la saillie du nez, de tourner la tête du double, quand on lui montrait quelque chose à sa gauche plutôt qu'à sa droite. Ces observations, frivoles en apparence, servent à faire connaître la direction parallèle de la vue, chez les

aveugles nouvellement opérés de la cataracte ; et, en offrant un argument de plus
en faveur de la doctrine suivant laquelle
on met en évidence l'absurdité de la double
vision, elle ne peut échapper à la sagacité
des physiologistes et des méthaphysiciens.

TROISIÉME SÉANCE.

*Expériences sur les surfaces planes;
sur la perception des solides ; l'é-
paisseur, la forme etc. Association
formée entre la vue l'ouie et
l'odorat.*

Les expériences dont on a rendu compte
et les épreuves particulières, faites depuis
et jusqu'à la troisième séance, par M. Forlenze, avaient beaucoup fortifié la vue des
nouveaux clair-voyans. On ne manquera
pas de s'en appercevoir dans le récit fidele
des expériences qui vont suivre :

Un papier blanc et carré, de huit pouces
de diamètre, est appliqué sur une grande
surface noire, pouvant remplir, à un pied

de distance, tout le champ de la vision ; le docteur FORLENZE l'ayant placé sous les yeux de Bürglin.

DEMANDE. *Voyez-vous quelque chose?*

RÉPONSE. Je vois du blanc.

D. *Ce blanc est-il petit ou grand?*

F. Pas très-grand.

On place un second carré blanc, d'une grandeur double, à quelque distance du premier.

D. *Maintenant que voyez-vous?*

R. Deux blancs.

D. *Sont-ils tous deux de la même grandeur?*

R. Celui-ci (en indiquant le moins grand à sa droite) est plus petit que l'autre.

D. *Sont-ils faits la même chose?*

R. Oui.

D. *Pouvez-vous dire comment ils sont faits?*

R Comme une petite table.

D *Vous n'avez pourtant jamais vu de table?*

R. C'est vrai : mais j'en ai souvent touché une à la maison.

Ainsi Bürglin faisait une application juste de la connaissance qu'il avait acquise de l'extérieur par le toucher.

M. Forlenze substitue une surface ronde aux deux surfaces carrées.

 D. *L'objet que vous voyez est-il fait comme les autres ?*

R. Non, ce blanc-là est rond.

D. *Que voulez-vous dire; comment pouvez-vous connaître le rond?*

R. Certainement, c'est rond comme un écu de six francs, (*ein Thaler.*)

On présenta successivement au malade six, huit et jusqu'à douze surfaces; il les compta toujours exactement et désigna la place qu'elles occupaient, sans jamais se tromper.

Le docteur Forlenze voulant faire voir à l'assemblée que l'œil ne saisit pas naturellement la solidité, et qu'avant son éducation, tous les corps lui paraissent des surfaces planes, il montra une bouteille de verre noir à Bürglin en l'interrogeant sur ce qu'il appercevait: — Je vois du noir répondit-il.

D. Est-ce carré ou rond?

R. C'est long.

On lui fait voir le cul de la bouteille.

D. Et cela?

R. Cela est rond.

D. Vous ne pouvez pas dire ce que c'est?

R. Non.

D. Pouvez-vous le toucher? (Il le pouvait facilement.

R. Oui.

D. Touchez. A peine ses doigts ont-ils éfleuré le verre , qu'il ajoute : c'est une bouteille.

La même expérience est répétée sur plusieurs objets, tels qu'un pot de grès, un chapeau, un livre etc. L'opéré indique constamment avec exactitude la couleur, la surface, la distance; mais la forme lui échappe toujours. On lui représenta la bouteille vers la fin de la séance, et, cette fois, après un moment d'hésitation, il la reconnut.

Jugeant que les yeux de Bürglin ont besoin de repos, ce que M. FORLENZE observe toujours avec la plus scrupuleuse attention, le docteur découvre l'œil opéré de Wetter et, lui montrant des raisins noirs attachés à une branche :

D. *Connaissez-vous ceci ?*

R. Je vois du verd, (les feuilles), et puis du noir, (le fruit.)

D. *Le noir est-il plus grand que le verd?*

R Nòn. C'est le verd qui est plus grand.

D. *Examinez bien et tachez de nous dire ce que vous voyez ?*

R. C'est un mouchoir.

Touchez ce mouchoir.

On lui laisse toucher le pampre seulement ; il rit de sa méprise et dit : Je crois que c'est un raisin.

D. *Vous avez touché un raisin?*

R. Non ; mais j'ai reconnu les feuilles de vigne, et ce qui est noir doit être du raisin.

Des fleurs de diverses couleurs, groupées avec une touffe de feuillages remplacent le pampre dans la main du docteur qui continue les questions :

D. *Puisque vous croyez que ce sont des raisins, faites-moi le plaisir de les compter?*

R. Volontiers. Wetter fixe attentivement la vue sur l'objet qu'on lui présente, et n'étant point dupe du subterfuge, il répond : Je ne vois plus de raisin.

D. *Que voyez-vous donc ?*

R. Du rouge, du verd, du bleu et du blanc.

(Le lecteur doit savoir qu'à cette époque les deux opérés distinguaient le bleu et le jaune aussi bien que les autres couleurs.)

D. *Savez-vous ce que c'est ?*

R. Non.

D. *Approchez-vous bien près, sans rien toucher, et essayez de le découvrir.*

Wetter approche sa tête à environ six pouces de l'objet, et dit vivement :

R. Des fleurs !

D. *En êtes vous certain ; les avez-vous bien vues ?*

R. Je les ai senties.

D. *Vous pouvez les toucher.*

Il prend les fleurs, les regarde attentivement, et semble éprouver un grand plaisir à respirer leurs parfums ; il les rend à

M. Forlenze. Le docteur lui présente un chapeau et ajoute :

D. Pourrez-vous reconnaître les fleurs d'ici ? (A cinq pieds de distance.)

R. Je vois du noir.

D. Ce sont les fleurs qui, peut-être, vous paraissent noires de loin ; Approchez un peu et regardez bien.

(Le malade approche d'un pas.)

R. Je ne vois pas les fleurs ; cela est noir.

Alors M. Forlenze prend les fleurs et laisse le chapeau.

D. Vous êtes bien sûr que cela est noir ?

R. C'est singulier ! je crois à présent voir les fleurs.

D. Mais vous ne les sentez pas.

J'en conviens. Attendez ! (Il regarde avec soin.)

D. Eh bien, que pensez-vous ?

R. Ce sont les fleurs.

Le docteur approche un peu le bouquet de Wetter :

D. Vous le croyez ?

R. Je le savais bien ; je les sens à présent.

L'expérience est répétée plusieurs fois, jusqu'à ce que Wetter parvienne à reconnaître les fleurs à la vue seule; mais on doit convenir que la figure visible a été cette fois liée à une odeur et que la vue fut aidée par l'odorat.

Il restait à démontrer que le secours de l'ouie, n'est pas moins nécessaire au développement des facultés visuelles. M. Forlenze voulut encore nous rendre témoins de quelques expériences sur cette association des sens, qui échappe au vulgaire des hommes; car nous jouissons sans y penser de l'heureuse harmonie établie par la nature entre nos facultés physiques; accord admirable que nous a fait sentir et comprendre l'habile Forlenze, dans ses intéressantes observations!

Déjà Bürglin et Wetter, sans pouvoir reconnaître la physionomie des personnes qui assistaient le plus fréquemment aux séances, reconnaissaient la plupart de ces mêmes personnes au son de leurs voix; ils jugeaient assez bien de la distance qui les en séparait, et dirigeaient leurs pas vers le docteur FORLENZE, surtout, quand il les appelait à lui, sans beaucoup s'écarter du chemin qu'ils devaient parcourir.

M. FORLENZE se fit apporter une guitare, en recommandant de ne pas faire le moindre bruit avec l'instrument. Il la plaça ensuite sous les yeux de Bürglin et lui adressa ces questions:

D. Voici quelque chose, Bürglin, le voyez-vous?

R. Oui: c'est jaune et long.

D. Est-ce grand?

R. C'est plus grand d'un côté que de l'autre. (On tourne la guitare du côté opposé à la table d'harmonie.)

D. Distinguez-vous enfin quelle chose c'est?

R. C'est rouge maintenant.

(On lui montre la guitare dans le premier sens.)

D. Examinez-le bien, et nommez-le.

R. C'est long par ici; (il indiquait le manche,) mais je ne sais pas ce que c'est.

[62]

D. Donnez-moi la main et touchez cela.

On lui fait toucher les côtés et le derrière de l'instrument. Bürglin dit aussitôt:

R. C'est un violon.

D. Ne voyez-vous rien au milieu?

R. Je vois du noir. (Il montrait le trou qui est au milieu de la table.)

D. Comment est fait ce noir?

R. C'est tout rond.

D. Pensez-vous encore que ce soit un violon?

R. Non. C'est un autre instrument, un peu plus grand, que je ne puis pas nommer.

D. Cela s'appèle une guitare.

On tire des sons de l'instrument qui paraissent lui faire plaisir. Le docteur met ensuite sous les yeux de Bürglin l'ouverture d'un pot-à-eau, dont l'orifice n'avait pas six lignes de diamètre de plus que le trou de la guitare; il l'invite à examiner les deux noirs qu'on lui présente, et à dire s'il les croit de la même grandeur. Le malade ayant regardé:

R. Celui-ci (désignant l'ouverture du vase) est plus grand l'autre.

D. Et lequel des deux paraît le plus rond ?

R. Celui-là. (en indiquant le trou de la guitare.)

Cette expérience a prouvé combien la vue de Bürglin s'était perfectionnée depuis l'opération : chacun sait que le bec d'un pot-à-eau est très-peu saillant, par conséquent, le cercle formé par l'orifice n'est interrompu que dans une portion presque insensible , et cependant le malade a, d'un coup d'œil, remarqué cette légère interruption.

Bürglin avait vu et touché la guitare ; il ne restait qu'à s'assurer qu'il pourrait la reconnaître sans le secours du toucher ; et que, l'ouie aidant la vision, il calculerait par les sons la distance qui l'en séparerait, pour appercevoir l'instrument de plus loin.

Le malade étant placé à une extrémité de la salle et celui qui tenait la guitare à l'autre, M. Forlenze lui demande s'il peut la voir. Sur sa réponse négative, on tire des sons de l'instrument ; Bürglin porte aussitôt la vue du côté d'où viennent les sons, mais ses efforts pour découvrir la guitare sont infructueux. Le docteur l'invite à marcher vers l'endroit où l'on fait résonner l'instrument, pourvu qu'il promette de s'arrêter dès qu'il pourra l'appercevoir. Bürglin s'avance un peu, et il était encore à dix pas de la guitare quand il dit : Je la vois. Depuis ce moment on a envain changé de place, il a toujours reconnu la guitare quand elle n'était pas plus éloignée, et a, sans se tromper de plus d'un pied, apprécié l'intevalle qui l'en séparait ; comme aussi il n'a jamais manqué d'arriver auprès, quoiqu'on ne fit plus vibrer les cordes, et de poser tout juste la main sur l'instrument.

Il faut conclure de ces expériences que la vue a été servie efficacement par l'ouie. Ainsi il résulte des épreuves tendant à démontrer l'association des sens, que les facultés visuelles sont aidées graduellement, 1.º par le toucher, 2.º par l'ouie, qui les sert beaucoup moins, et 3.º par l'odorat, dont le secours est sans contredit le moins nécessaire.

Quatrième

QUATRIÈME SÉANCE.

Expériences sur la perception des objets animés ; sur le mouvement, la physionomie et la perspective.

Quoiqu'on ne donne dans cet ouvrage que l'analyse de quatre séances d'expériences, ce n'est pas qu'il n'y en ait eu un plus grand nombre; (1) mais ces séances intermédiaires n'ayant servi en quelque sorte qu'à lier les principales, nous nous astreindrons à l'analyse de ces dernières, d'autant mieux que les autres n'offriraient qu'une série d'expériences minutieuses quoiqu'utiles, qu'on a comprises, en leur donnant plus d'étendue et d'intérêt, dans les séances mises sous les yeux du lecteur.

M. FORLENZE commence cette dernière séance, dans laquelle il se propose d'achever

____

(1) Il y a eu, indépendamment des séances publiques rapportées ici, plus de vingt séances particulières, en présence des Médecins et Chirurgiens de l'hospice et d'autres personnes éclairées.

E

l'éducation de la vue sur les deux opérés Bürglin et Wetter, par une expérience où l'on ne voit que la répétition de quelques-unes des précédentes, mais sous une forme nouvelle, qui la rend assez piquante.

Un gateau, approchant de la forme d'un petit pâté, est déposé sur une serviette étendue sur une chaise, à dix pas environ de Bürglin, dont les yeux déjà habitués à la lumière restent une partie du jour découverts. Le docteur FORLENZE prescrit au malade de marcher droit et à pas lents devant lui; de porter sa vue de bas en haut, règle adoptée par M. FORLENZE, comme un moyen sûr d'aider la perception; enfin il lui recommande de s'arrêter dès qu'il appercevra un objet quelconque, et de désigner ce qui aura frappé ses regards. Bürglin suit de point en point les avis de son guide tutélaire; à peine il a fait trois pas qu'on l'entend dire : je vois du blanc.

DEMANDE. *Est-il loin de vous?*

RÉPONSE. A six pas environ.

D. Approchez encore, et dites moi si vous ne voyez pas quelque chose sur le blanc?

Bürglin étant arrivé à un pied de la chaise, en regardant toujours de bas en haut, découvre le gateau posé sur la serviette.

R. Je vois du jaune.

D. Est-il grand ou petit?

R. Pas si gros que mon poing.

D. Quelle est sa forme?

R. C'est rond.

D. Est-ce rond et plat comme un écu, ou rond et épais comme une boule?

R. C'est fait à-peu-près comme une boule.

On sait que les opérés sont parvenus, à la suite de nombreuses expériences, dans lesquelles le toucher avait aidé la vue, à juger de l'épaisseur des corps et à reconnaître les solides; voilà pourquoi la réponse de Bürglin est si satisfaisante.

D. Mais ce que vous dites ne suffit pas; pouvez-vous nommer l'objet?

R. Non.

D. Examinez bien où est placée la petite

boule jaune et prenez-là avec la main droite; mais sans tâtonner et du premier coup.

Bürglin étend sa main avec précaution et la pose juste sur le gateau, qu'on lui permet de manger.

Cette expérience a été répétée sur Wetter avec le même succès. On s'est ensuite servi de petits gateaux de la forme d'un macaron, mais plus applatis, nommés ici *patiences;* il y en a de deux sortes, qu'une légère nuance jaune ou blanche fait distinguer : en employant plusieurs gateaux des deux nuances, les opérés en ont toujours désigné positivement le nombre, la position et la couleur.

M. FORLENZE voulant profiter de la beauté du tems pour faire jouir les opérés du spectacle de la nature, il les fit descendre dans l'esplanade attenante à l'hospice sans autre guide que sa voix et la clarté du jour. Une joie pure se répandit sur leurs traits à l'aspect de la vive lumière dardée par un beau soleil d'automne. Les grandes masses d'une verdure fraîche et riante ; le chant des oiseaux voletant par troupes sous le feuillage des tilleuls et des acacias ; que de sensations nouvelles et ravissantes pour eux ! Ils semblaient ne pas pouvoir se rassasier de cette vue ; ils paraissaient respirer le bonheur avec l'air suave et léger qui agitait ces doux ombrages.

Après les avoir soumis à diverses expériences sur la distance, le nombre, la grosseur des arbres, comme aussi les avoir fait exercer à se diriger d'eux-mêmes en parcourant un assez long trajet ; M. FORLENZE fit rentrer Bürglin et Wetter. Il leur laissa prendre, quoiqu'ils n'en témoignassent pas le désir, quelques instans de repos, pour les livrer ensuite à des expériences d'un plus grand intérêt.

Un petit chien lévrier fut mis par un des spectateurs à portée d'être vu par Wetter. Il l'examina avec attention, mais non sans difficulté ; le chien était extrêmement vif et remuant. Interrogé sur l'objet qu'on lui présentait, Wetter crut d'abord que c'était un enfant; il se reprit bientôt; indiqua avec précision la couleur du lévrier, et finit par dire que c'était un chien.

Si dans la perception des formes, l'organe de la vue a souvent besoin, pour se rectifier, du concours d'un autre sens, il peut être aussi secouru par le mouvement des corps; c'est ce que nous a démontré M. Forlenze dans l'expérience qui suit.

On a placé sur une table un *Métronome* (1) de forme pyramidale, dont le pendule était garni à son extrémité supérieure d'un petit carré de papier. Bürglin a déclaré qu'il voyait un *petit blanc*, dont il a désigné la forme. On lui a prescrit de ne pas le perdre de vue, et le mouvement le plus lent a été imprimé au pendule. Bürglin a suivi des yeux le papier indi-

____

(1) Instrument inventé par l'habile mécanicien Maelzel, auteur du *Panharmonicon*, pour indiquer d'une manière positive tout mouvement musical, et adopté par les plus célèbres compositeurs de la France, de l'Allemagne et de l'Angleterre, qui, depuis l'invention de ce chronomètre, ne désignent, la mesure de leurs ouvrages, que par les numéros des divisions métronimiques. Le mot *Métronome* vient de deux mots grecs (métron) mesure, et (nomos) loi. — Loi de la mesure.

cateur, en tournant alternativement la tête de gauche à droite, selon la vitesse des oscillations. M. Forlenze ayant baissé la lentille adaptée à la verge du métronome, sans déranger le carré de papier, le mouvement du pendule est devenu plus rapide, et Bürglin l'a suivi des yeux avec la même assiduité. Il riait beaucoup du jeu de cette machine, et n'a pas hésité à indiquer avec son doigt la courbe décrite, non-seulement par le morceau de papier, mais encore par la lentille de cuivre, qui n'a pas tout-à-fait un pouce de diamètre dans sa plus grande largeur, et qu'il a fort bien apperçue. Au reste il a montré peu de surprise, et a paru avoir une idée assez juste du mouvement, quoique acquise avant d'être opéré, ainsi que nous en avait prévenu le docteur Forlenze.

A cette expérience a succédé celle du miroir, que M. Forlenze a exécutée pour la première fois à Dijon, dans le mois de ventôse an 10, (mars 1802), sur le nommé Claude-Clément, âgé de 16 ans, aveugle de naissance , en présence du Lieutenant-général Monnet, des autorités civiles et d'une nombreuse réunion de savans. (1) Voici ce que dit à ce sujet le procès-verbal de la séance: « On a placé une grande glace vis-à-vis du jeune Clément; on a découvert ses yeux et il a déclaré voir du bleu, (l'habit) du rouge pâle, (la figure) et du verd au-dessus (un abat-jour). Invité à fixer avec attention ses regards sur ce qu'il voyait, il a répondu que c'était une figure. Sur la demande s'il reconnaissait cette figure, sa réponse a été négative. Les mouvemens qu'il se donnait pour chercher à reconnaître les traits offerts à sa vue, et que répétait la glace, paraissaient l'impatienter. Il a indiqué du doigt, et de loin, le nez, les yeux, la bouche avec beaucoup de précision. On l'a prié de toucher le nez de la personne qu'il voyait, ce qu'il a voulu faire. Son étonnement a paru

____

(1) Les *observations* sur les expériences faites à Strasbourg, dont nous avons parlé dans cet ouvrage , relatent aussi celle du miroir, sur laquelle M. FORLENZE avait donné les détails que nous transcrivons , concernant l'aveugle - né de Dijon.

extrême quand un obstacle s'est opposé à
son dessein. On a eu la plus grande peine
à lui faire comprendre ce que c'était qu'un
miroir, qu'il connaissait de nom, mais
dont il n'avait pu se former aucune idée.
Enfin, ses mouvemens, ses gestes, réfléchis
par la glace, l'ont mis un peu au fait : il a
ri aux éclats; il s'imaginait d'abord que
quelqu'un était devant lui et imitait ses
mouvemens. Il a voulu regarder derrière
la glace, et n'a été convaincu qu'après avoir
prolongé pendant vingt minutes cette scène
aussi naturelle qu'amusante. "

  L'expérience faite à Colmar nous oblige-
rait à répéter les même expressions, puisqu'elle a offert les mêmes circonstances; il en
est une seulement qui diffère de l'autre et que
nous croyons devoir rapporter : Comme le
miroir dont on s'est servi était très-petit,
(un pied de hauteur) Bürglin, le premier
sur lequel on a fait l'expérience, a remarqué le cadre, et il a répondu d'abord que
c'était une lanterne, ce qui a fait beaucoup
rire. On conçoit que l'opéré a pu connaître

une lanterne par le toucher et avoir l'idée d'une lumière produite par le feu.

Nous avons dit que Bürglin et Wetter, sans être parvenus au point de percevoir assez distinctement les traits du visage pour distinguer et retenir dans leur mémoire les physionomies, reconnaissaient pourtant quelques-unes des personnes qui assistaient le plus fréquemment aux expériences. L'habile docteur s'est plu à nous faire voir que le tems était venu où l'éducation des yeux, presqu'achevée, permettait d'espérer un si heureux résultat. M. Forlenze a donc fait promener les deux malades devant l'assemblée, en les invitant à compter les personnes qui formaient le cercle autour d'eux, et à distinguer celles d'un sexe d'avec celles de l'autre ; cette expérience a parfaitement réussi.

Ici un des spectateurs qui n'avait point assisté aux séances précédentes, a prié M. Forlenze de demander à Bürglin quelle idée il s'était faite de la figure humaine avant l'opération. Sa réponse a été qu'il avait pensé que tous les hommes se ressemblaient par les traits principaux, et que, excepté la couleur de la peau, dont il n'avait pas d'idée, il savait fort bien, *ayant tâté souvent sa figure*, comment était faite celle des autres hommes.

Wetter a dit reconnaître aux traits du visage une des personnes de la compagnie, qui était venue assiduement aux séances. Bürglin a désigné à merveille l'un de MM. les Administrateurs de l'hospice. Pour s'assurer s'il distinguait en effet tous les traits du visage, M. FORLENZE a fait placer trois personnes devant l'opéré, qui a comparé le nez, la bouche et jusqu'au teint des trois figures, en indiquant avec précision les rapport et les différences.

Depuis la veille, la mère de Wetter paysanne d'un village voisin, était venue à Colmar. Toutes les précautions avaient été prises pour que son fils ignorat complètement son arrivée. Le docteur FORLENZE la fait introduire secrètement dans la salle; on lui prescrit la tâche pénible pour son cœur de contenir sa joie à la vue d'un fils chéri, et on la fait placer parmi plusieurs messieurs disposés sur une seule ligne. M. Forlenze adresse ensuite ces mots à Wetter : Voici un rang de personnes ; il faut les bien regarder l'une après l'autre, et nous dire si ce sont tous des messieurs ou des dames, ou combien il y a de dames et de messieurs. Son inspection terminée, Wetter répond qu'il y a une femme et cinq messieurs.

Demande. *Dites comment cette dame est habillée ?*

Réponse. De bleu et de blanc.

D. *Avez vous déjà vu ici cette dame ?*

(Il la regarde beaucoup et apperçoit son bonnet de paysanne Alsacienne.)

R. Ce n'est point une dame ; c'est une femme de la campagne.

D. *Dites nous donc si vous pouvez la reconnaître ?*

(Wetter examine attentiment la figure ; sa mère fait des efforts pour retenir des larmes prêtes à couler.)

R. Je ne l'ai jamais vue.

D. Avancez la main et touchez; peut-être
la reconnaîtrez-vous.

(Il lui prend le bras, serre sa taille d'une
main et de l'autre saisit et presse celle de
la bonne femme; dans ce moment son visage s'épanouit; le cœur gros et la voix
altérée, il s'écrie:)

R. Je crois que c'est ma mère!

D. Mais il est impossible que vous re-
connaissiez votre mère, vous ne l'avez ja-
mais vue.

R. J'ai touché ses épaules, sa main; Oh!
je ne me trompe pas!

D. Eh bien oui, c'est elle; embrassez
votre mère!

Il se jette dans ses bras; la bonne femme
le presse sur son cœur, en l'appelant mon
cher Joseph! mon fils! tous deux fondent
en larmes..... Les témoins de cette scène
touchante sentent couler les leurs; tandis
que se livrant aux plus purs sentimens de
la nature, la mère et le fils oublient dans
ces douces étreintes toutes les rigueurs de
la pauvreté!

M. Forlenze, avait terminé, à Colmar,

son honorable mission. Burglin et Wetter n'ayant plus besoin de ses soins, le Docteur leur annonça qu'ils pourraient le lendemain quitter l'hospice pour revenir au sein de leurs familles ; cette nouvelle les combla de joie.

Nous avions assisté au départ des aveugles opérés de la cataracte accidentelle, après leur entière guérison ; nous avons vu aussi les aveugles de naissance, clair-voyants et guéris, quitter l'asile des pauvres, et se séparer de leur bienfaiteur, de leur ami. Il faut avoir été présent à ces touchans adieux, pour se faire une juste idée de la reconnaissance qu'un si rare bienfait peut inspirer. Ces bonnes gens ne trouvaient pas assez d'expressions pour assurer FORLENZE de leur tendre attachement. Les uns le nommaient leur père ; les autres lui baisaient les mains en les baignant de pleurs, et tous regrètant de ne pouvoir s'acquitter comme ils l'auraient voulu, disaient qu'ils prieraient Dieu pour FORLENZE chaque jour de leur vie, et que Dieu bénirait leur bienfaiteur ! (1)

____

(1) Tous ces faits sont positifs, et cependant le Docteur

Ici finit la tache que nous nous étions imposée. La vérité, l'amour de l'humanité

Guillié, dans un ouvrage intitulé : *Essai sur l'instrucion des aveugles*, qu'il vient de publier, s'exprime ainsi sur cette classe d'infortunés. „ Malheureux dans tous leurs rapports avec „ les autres hommes ils ne connaissent que très-imparfaitement „ ces émotions qui nous entrainent les uns vers les autres et „ décident de nos affections et de nos attachemens. La sen- „ sibilité n'a pas pour eux les charmes qui nous la font placer „ au rang des plus douces comme des plus aimables vertus. ''

Et dans un autre passage : „ Leur situation qui les oblige à „ se méfier de tout le monde, leur fait souvent ranger dans „ la même cathégorie, leurs binfaiteurs et leurs ennemis; et, „ sans le vouloir peut-être, ils se rendent ingrats......''

Or, je le demande, comment concilier ces affligeantes ré-flexions avec l'exposé fidèle des expériences que nous avons citées dans notre ouvrage? Le docteur *Guillé* est, sans contré-dit, un homme estimable par ses vertus et ses talens; mais ce penchant que beaucoup de savans ont pour les généralités, en l'égarant dans ses observations, lui aura fait juger du moral de tous les aveugles par quelques-uns de ceux qui l'en-tourent. De quels aveugles s'agit-il d'ailleurs ? de ceux qui le sont par accident? Nous en avons vu onze, des deux sexes et d'âges différens, montrer une confiance sans réserve au Docteur FORLENZE, avant d'être opérés, et exprimer la plus vive reconnoissance après avoir recouvré la lumière. Veut-on parler des aveugles-nés ? Ce que nous avons raconté de Buyglin et Wetter; ce qu'on a imprimé sur Louis Garin, sorti de cette même institution royale des aveugles, que dirige aujourd'hui M. *Guillié*, doit répondre à toutes les nous ont servi de guides. Si le style de cet ouvrage n'est ni brillant, ni correct ; si la forme du dialogue que nous avons dû souvent employer paraît fastidieuse, on ne doit pas oublier que notre but unique était, en nous rapprochant le plus de la vérité, de rendre hommage au talent précieux du docteur FORLENZE, et de répandre davantage, s'il est possible, la renommée de ses succès, afin qu'un plus grand nombre d'infortunés

---

objections. Mais, dira-t-on, il n'est question ni des uns ni des autres. Ces aveugles étaient sans éducation ; et puis vous ne les avez observés qu'au moment où ils espéraient voir la lumière, ou quand on la leur avait donnée ; nous entendons par aveugles ceux dont la cécité est sans remède ; ceux qui ne sont pas plongés dans une profonde ignorance ; ceux enfin qu'on a élevés dans l'institution des aveugles.

A cela je réponds ce que j'ai dit, qu'on prend une partie pour le tout ; je réponds mieux encore, par un fait récent : Un aveugle incurable, nommé de Maisonville, ancien élève de l'Institution, homme instruit, mais peu fortuné, qui parcourt la France en donnant des concerts et que nous avons vu naguère à Colmar, nous racontait, il n'y a pas huit jours, la perte d'une épouse adorée, morte depuis trois ans ; en rappelant les vertus de sa femme, ses malheurs, des larmes s'échappèrent de ses yeux...... et nous avons reconnu dans ses traits tous les signes d'un cœur aimant et sensible..... Qu'on vienne nous dire maintenant que les aveugles n'ont point de sensibilité !

puissent lui offrir l'occasion d'en obtenir d'autres. Ces succès, auxquels tous les hommes généreux doivent leur admiration, sont moins doux encore pour son amour-propre que pour son cœur.

Personne ne peut aujourd'hui révoquer en doute le savoir du célèbre FORLENZE: mais tant de gens usurpent des réputations, qu'on doit se tenir en garde contre tous ceux qui, sans talent et sans expérience, cherchent à s'en faire une aux dépens d'autrui. Un malade entre les mains de notre habile Oculiste, est certain d'avance de son fait : il peut ou ne peut pas être guéri. S'il peut l'être, qu'il donne sans crainte toute sa confiance à ce prudent et savant docteur. L'opération est un jeu pour sa main exercée; l'éducation de la vue, fruit de ses longues méditations, parviendra à son heureux terme sans aucun accident. Il sait tout calculer, tout prévoir, comme il sait diriger et instruire. On ne le verra pas, lui, confondre dans sa présomption, les effets et les causes; faire usage de moyens dangereux, ou de moyens que rend perfides l'ignorance des modifications. Son expérience, en l'éclairant sur le choix de ces moyens, lui a appris à les appliquer graduellement; elle lui a montré le danger d'intervertir l'ordre indiqué par la nature, ou prescrit par les lois de la physique, qui ne veut pas qu'en parcourant une échelle quelconque, on en franchisse impunément les degrès.

Honneur à FORLENZE, à l'utile ami de l'humanité, dont les profondes études tendent à réparer la plus cruelle infortune; la privation de la douce clarté des cieux.....! Puisse la voix de la reconnaissance, qui proclame son nom de toutes parts, appeler sur lui d'honorables récompenses qu'il se borne à mériter !

LISTE,

PAR ORDRE DE DATE ,

Des opérations de la Cataracte faites sur des aveugles - nés , par M. le Docteur FORLENZE.

Première, en mai 1796 dans l'hôpital de Lucerne , en Suisse, sur une fille de 23 ans, en présence des membres de la Faculté de médecine , qui , complètement satisfaite, agrégea le docteur FORLENZE au nombre de ses membres.

Deuxième , à Amsterdam , en 1798 , sur mademoiselle Rysendaal, âgée de 12 ans, et devant une commission de savans présidée par le célèbre Wan - Swinden.

Troisième, sur le nommé Louis Garin, élève de l'Institution des aveugles, âgé de 24 ans ; faite à Paris à l'hospice des Vieillards, en présence des membres du département et des commissaires nommés par l'Institut, dans le mois de thermidor an 7.

Quatrième, à l'hôpital de Dijon, en 1802, sur un jeune homme âgé de 16 ans.

Cinquième, à l'hôpital d'Amiens, en 1807, sur une jeune fille âgée de 14 ans.

Sixième, à Lyon, en 1814, sur mademoiselle de Préville, âgée de dix ans.

Septième, à Avignon, en 1815, sur M. Crose, âgé de 20 ans.

Huitième, à l'hôpital de Nîmes, en 1815, sur Sanier, âgé de 15 ans.

Neuvième et dixième, à l'hôpital de Carcassonne, en 1815, sur les deux frères Chapuis, dont l'un âgé de 12 ans, et l'autre de 14.

Onzième, à l'hôpital de Rennes, en 1816, sur mademoiselle Chéraux, âgée de 13 ans.

Douzième, à l'hôpital de Nantes, en 1816, sur Marie Godais, âgée de 11 ans.

Treizième, à l'hôpital d'Angers, en 1816, sur Batelier, âgé de 26 ans.

Quatorzième, dans le même hôpital, et la même année, sur Marie Gachet, âgée de 11 ans.

Quinzième, le 7 avril 1817, à l'hospice

civil de Strasbourg, en présence d'une commission spéciale de la Faculté de médecine, nommée par M. le Préfet du Bas-Rhin, et des élèves de la Faculté, sur David Baumann, âgé de 16 ans, venu des enfans trouvés, affecté de deux cataractes de naissance.

Seizième, le même jour, en présence des mêmes personnes, sur Catherine Ernwein, fille, âgée de 17 ans, née à Molsheim, (Bas-Rhin), affectée de deux cataractes depuis l'âge de trois ans.

Dix-septième, à Colmar, ainsi qu'il est expliqué dans le présent ouvrage, sur le nommé Martin Bürglin, âgé de 32 ans, opéré des deux yeux, le 10 septembre 1817.

Et dix-huitième, dans la même séance, sur Joseph Wetter, âgé de 21 ans, opéré de l'œil droit.

Toutes ces opérations de cataractes de naissance ont été pratiquées devant les autorités locales, et en présence des sociétés de médecine et des savans réunis. Le compte en a été rendu à Son Excellence le Minis-

tre de l'intérieur par MM. les Préfets res-
pectifs.

Les expériences méthaphysiques qui en ont
été la suite, donnent pour résultat que jusqu'à
présent on n'avait pas eu des idées bien précises sur celles qui résultent des sensations
de la vue, et que l'observation très-incom-
plète de *Cheselden*, faite à Londres en 1728,
et dont se sont uniquement servis *Locke*,
Bonnet, *Condillac*, etc., n'a pu les pré-
server des hypothèses qu'ils ont mises à
la place des faits, dont la science, dans
son état actuel, réclamait impérieusement
le rétablissement.